TRAUMATOLOGIA
ENFERMER@

FRANCISCO MOSTAZO. DUE URGENCIAS Y
TERAPEUTA OCUPACIONAL

ROCIO DIAZ ARANDA.DUE

JESUS JIMENEZ CRIADO.DUE

I. CONTUSION

- ## CONCEPTO :

  LESIÓN TEJIDOS BLANDOS

- ## SIGNOS Y SÍNTOMAS

  - *DOLOR, HINCHAZÓN Y EQUIMOSIS*

- ## TTº Y CUIDADOS:

  ELEVACIÓN, CRIOTERAPIA

  VENDAJE COMPRESIVO

  CALOR HÚMEDO

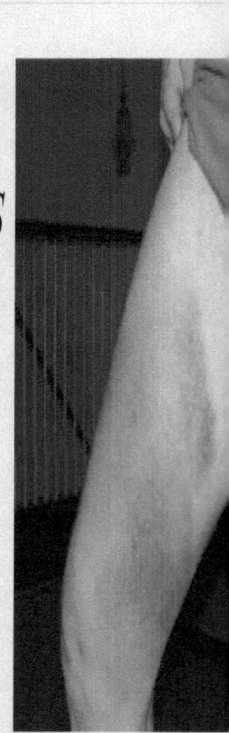

VENDAJE COMPRENSIVO

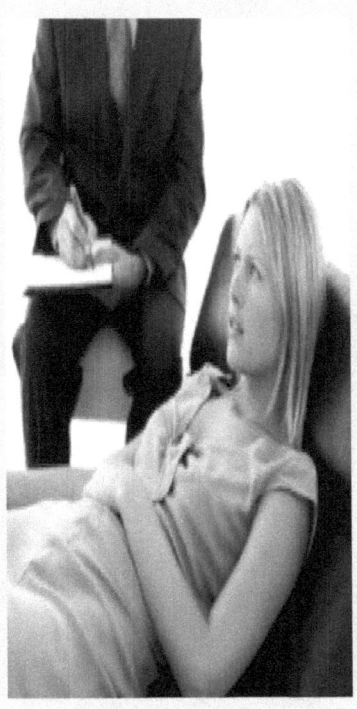

II. ESGUINCE

- ## CONCEPTO:

  - *LESIÓN MUSCULOTENDINOSA*

- ## SIGNOS Y SÍNTOMAS:

  - *DOLOR, EDEMA , HEMATOMA*

- ## TTº Y CUIDADOS :

  -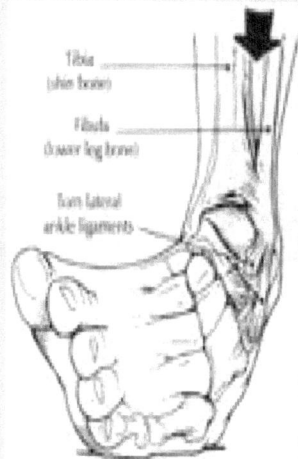

FRIO (CRIOTERAPIA)

VENDAJE FUNCIONAL

REPOSO

FRACTURA FÉMUR

Tipos de fractura

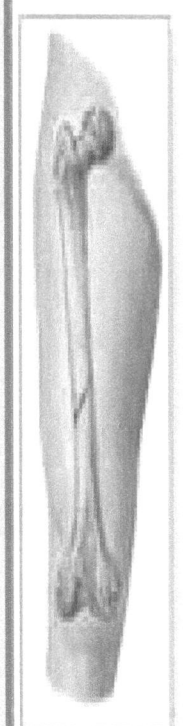
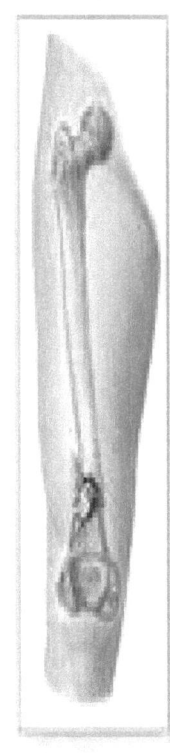
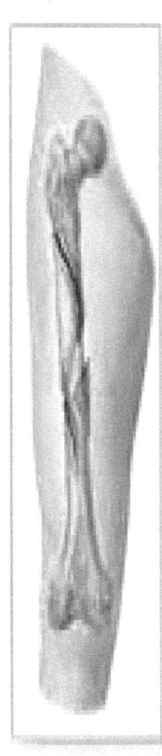
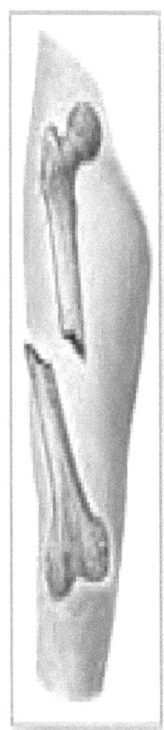

| Oblicua | Conminuta | Espiral | Compuesta |

VENDAJES E INMOVILIZACIONES

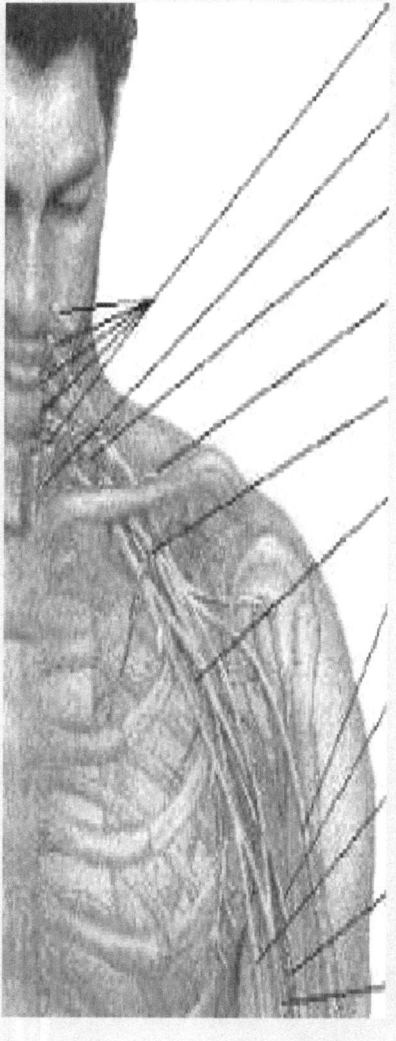

- FÉRULAS

- ENYESADOS

- TRACCIONES

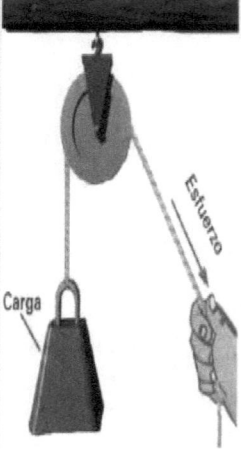

Polea simple.

CLASES DE VENDAS

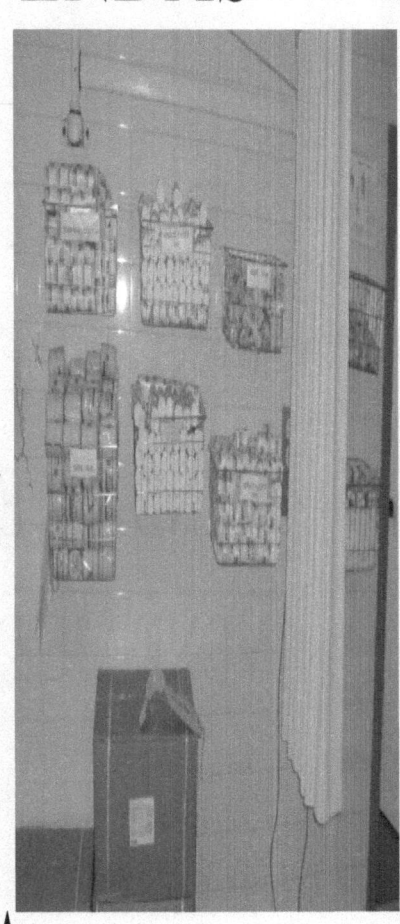

- DE ALGODÓN

- DE PAPEL

- TUBULAR ALGODÓN

- VENDA DE GASA

- ELÁSTICA:

      -ADHESIVA

      -ALGODÓN

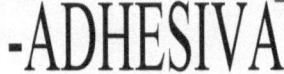

TIPOS VENDAJES

- VENDAJE CIRCULAR
- VENDAJE EN ESPIRAL(INVERTIDA)
- VENDAJE EN OCHO
- VENDAJE DE VUELTA RECURRENTE

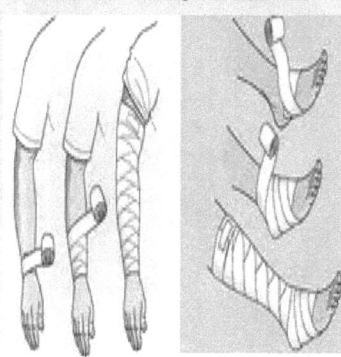

vendaje espiral en pierna y antebrazo.

VENDAJES MÁS UTILIZADOS

- CHARPA

- CRUZADO POSTERIOR HOMBROS

- VELPAU O INMOVILIADOR HOMBRO

- VENDAJE TOBILLO

- VENDAJE MUÑECA

- COMPRESIVO DE RODILLA

- SINDACTILIA O EMBRINCADO

III.LUXACIÓN

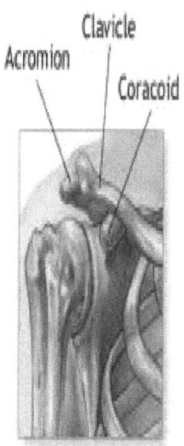

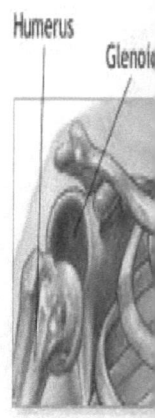

Acromion, Clavicle, Coracoid, Humerus, Glenoi

Normal anatomy · Dislocated shoulder

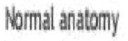

adam.c

- CONCEPTO:

    INCONGRUENCIA ARTICULAR

- CLASES:

    CONGÉNITA, PATOLÓGICA, TRAUMATICA

- SIGNOS Y SÍNTOMAS:

DOLOR,PERDIDA MOVILIDAD, CAMBIO FORMA (LONGITUD Y RELIEVE

- TTº Y CUIDADOS: RX LESIÓN

- REDUCCIÓN

- INMOVILIZACIÓN

- VALORACION NEUROVASCULAR

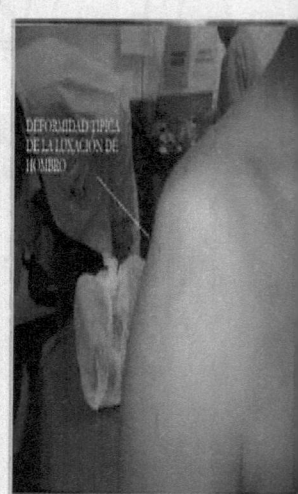

DEFORMIDAD TIPICA DE LA LUXACION DE HOMBRO

IV. FRACTURA

PÉRDIDA DE CONTINUIDAD DEL HUESO

CLASIFICACIÓN:

- PARTES BLANDA:

    Fractura cerradas/abiertas

- TRAZO FRACTURA:

- COMPLETAS: transversas, oblicuas, conminutas,longuitudinal, impactada

- INCOMPLETAS:fisuras, fx tallo verde

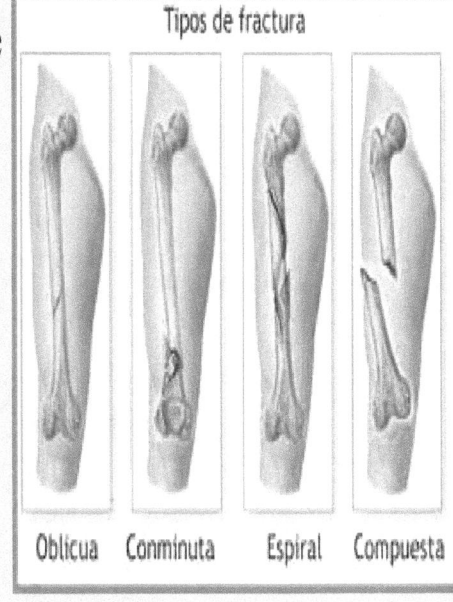

- DESPLAZAMIENTO:

SIGNOS Y SÍNTOMAS
FRACTURA

- DOLOR
- IMPOTENCIA FUNCIONAL
- HINCHAZON LOCALIZADO Y EQUIMOSIS
- DEFORMIDAD
- MOVIMIENTO ANORMAL
- CREPITACIÓN
- ACORTANIENTO
- ALTERACIONES VASCULO-NERVIOSAS

VALORACIÓN
NEUROVASCULAR

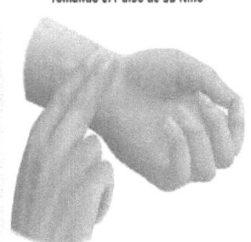

Tomando el Pulso de su Niño

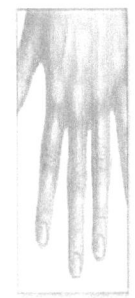

La sangre regresa al tejido

Se aplica presión al lecho ungueal hasta que se vuelva blanco

#ADAM.

- DOLOR

- PALIDEZ

- PULSO

- PARESTESIA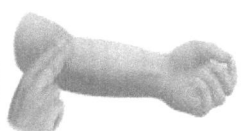

- PARÁLISIS

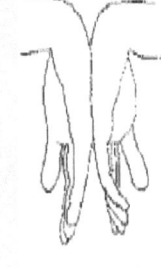

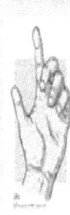

TRATAMIENTO FRACTURA

- 1. REDUCCIÓN. (restaurar fragmentos a su posición anatómica normal)

- 2.INMOVILIZACIÓN. (hasta que haya unión)

- 3. REHABILITACIÓN. (recuperar la función normal)

MÉTODOS REDUCCIÓN Fx^a

- REDUCCIÓN CERRADA. (manipulación y tracción manual, anest.local.)

- TRACCIÓN (cutáneas o blandas y esqueléticas)

- REDUCCION ABIERTA. (intervención Qx)

MÉTODOS INMOVILIZACIÓN

- 1. ENYESADO

- 2. FÉRULA

- 3. TRACCIÓN CONTINUA

- 4.FIJACIÓN INTERNA:
A) CLAVO   B) PLACAS C)TORNILLOS D) ALAMBRES

COMPLICACIONES FRACTURA

- CHOQUE

- EMBOLIA GRASA

- TROMBOEMBOLIA

- GANGRENA GASEOSA

- SINDROME COMPARTIMENTAL

- TÉTANOS

- RETRASO, O FALTRA CONSOLIDADCIÓN

- NECROSIS AVASCULAR

FRACTURAS Y LUXACIONES

MIEMRO SUPERIOR

- LUXACIÓN
  CLAVICULA

- FRACTURA
  CLAVICULA

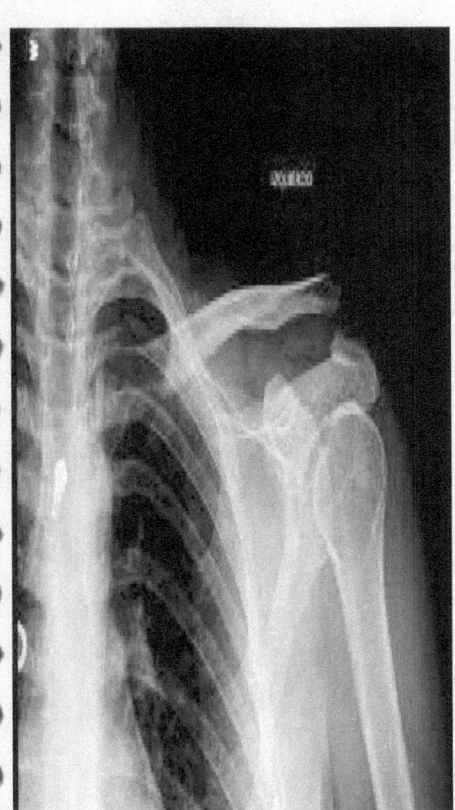

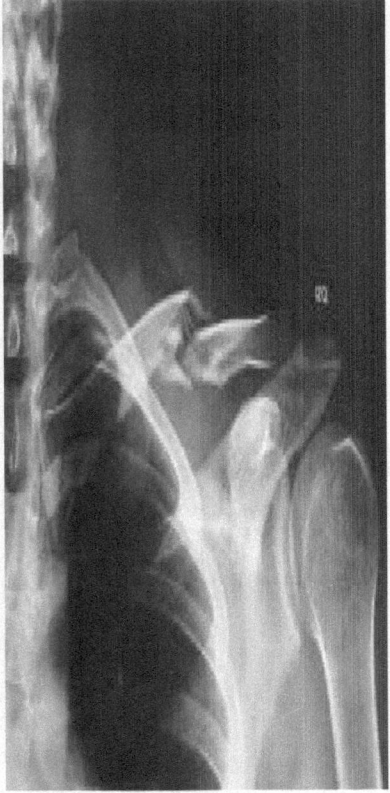

LUXACION

HOMBRO(GLENOHUMERAI ES)

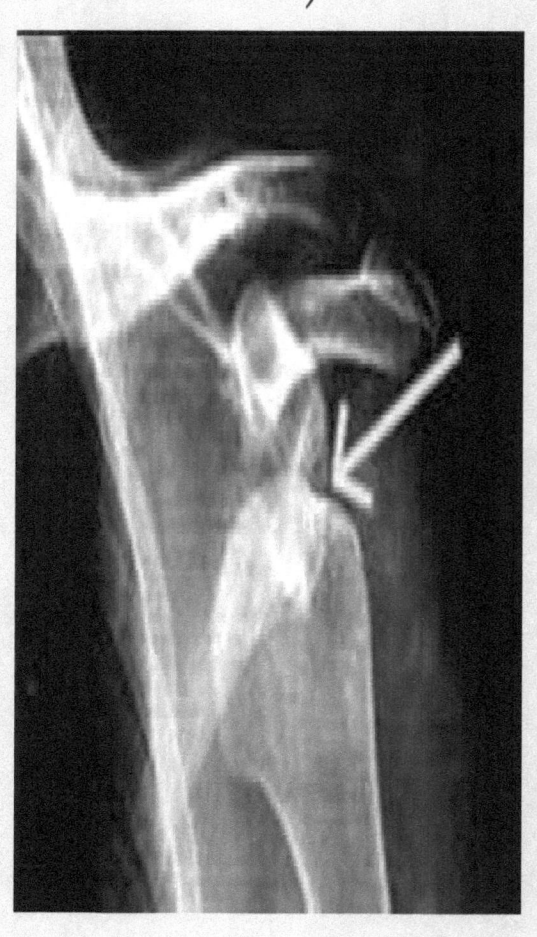

FRACTURA HÚMERO

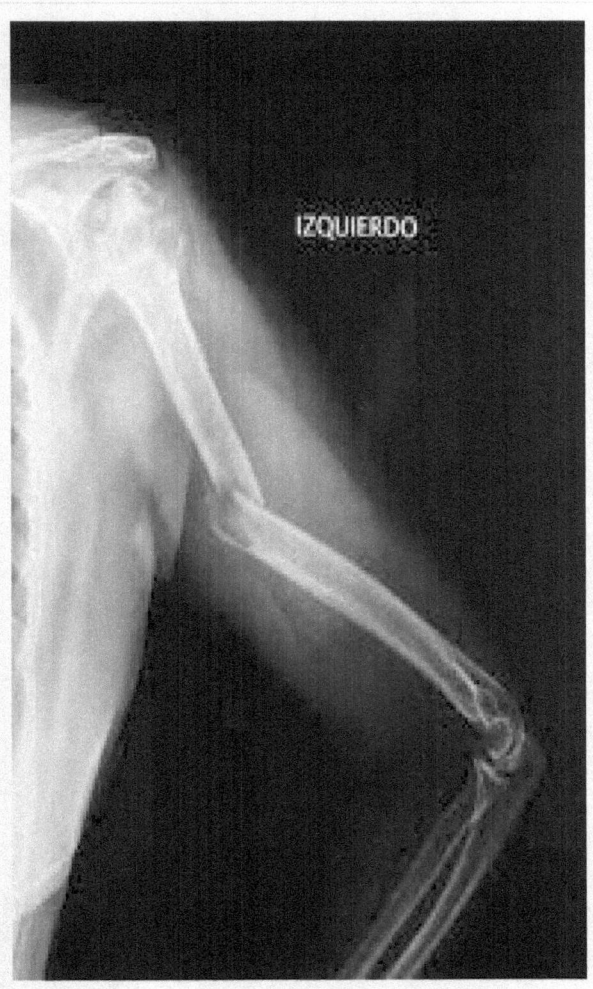

LUXACIÓN CODO

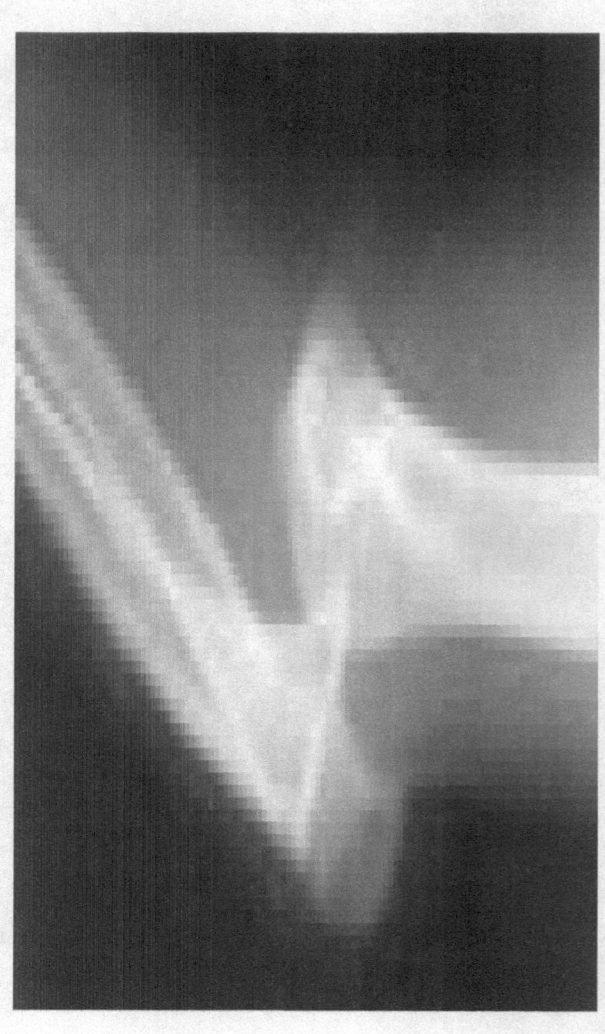

FRACTURA ANTEBRAZO

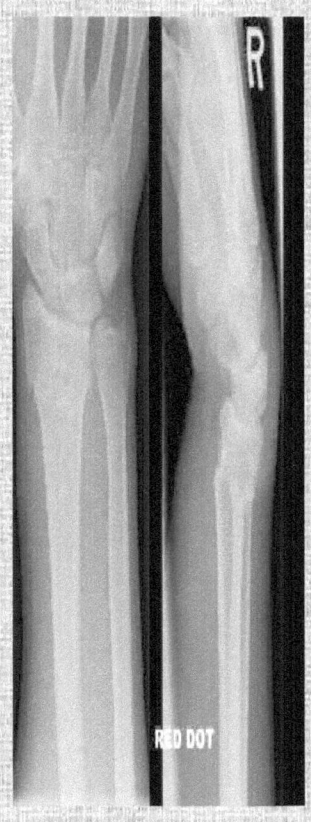

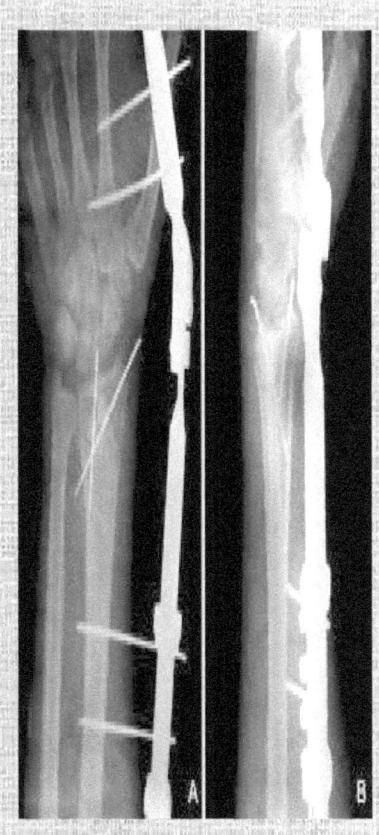

FRACTURAS Y
LUXACIONES MANO

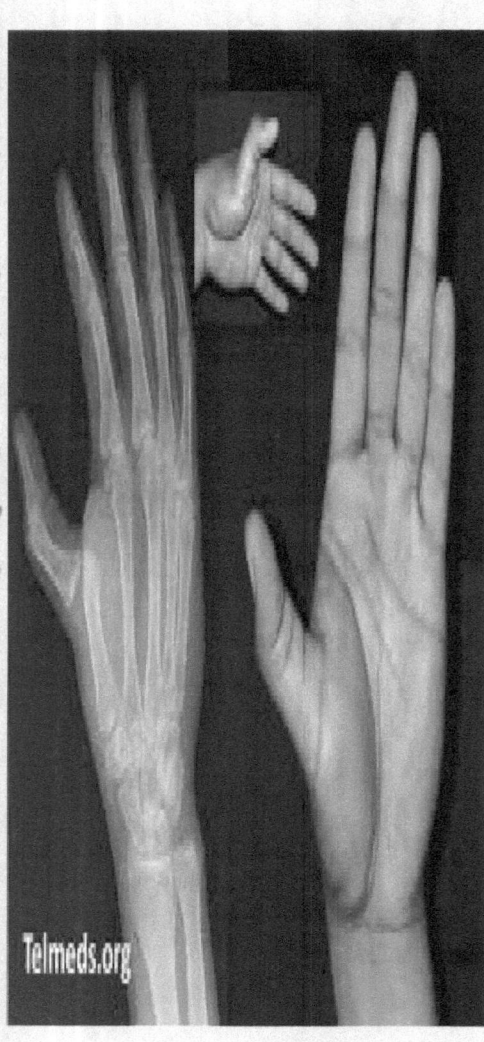

MIEMBRO INFERIOR

- FRACTURA PELVIS

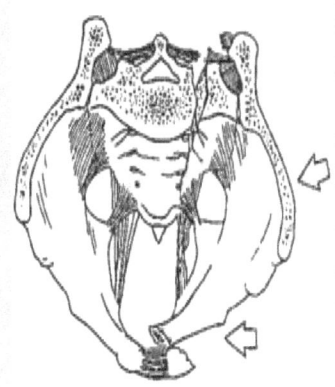

- LUXACIÓN CADERA

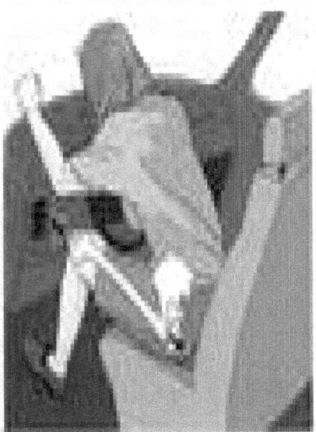

FRACTURA CADERA

- subcapitales
- Intertrocantereas
- intracapsulares

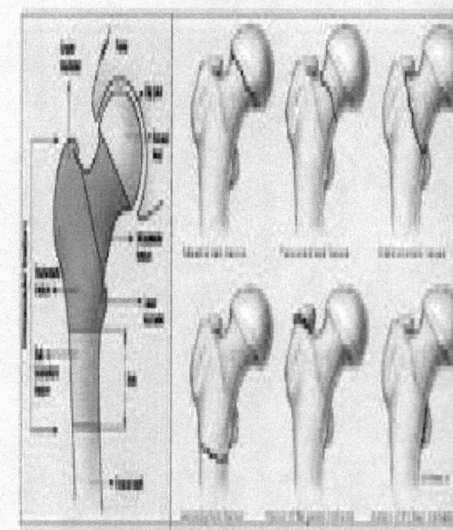

FRACTURA FÉMUR

Tipos de fractura

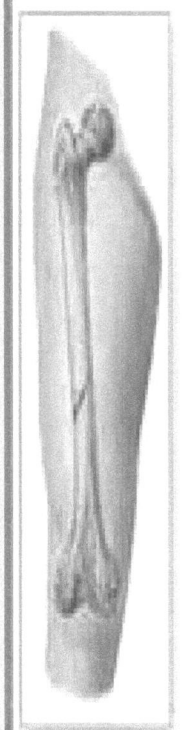 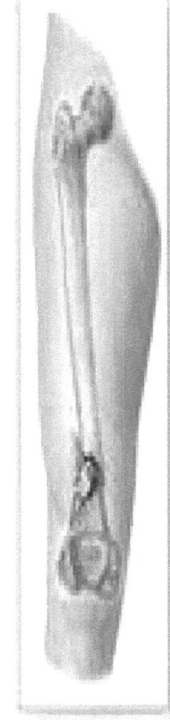 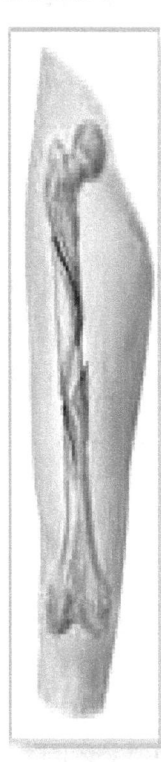 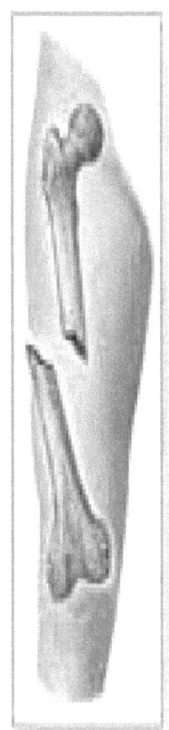

Oblicua   Conminuta   Espiral   Compuesta

VENDAJES E INMOVILIZACIONES

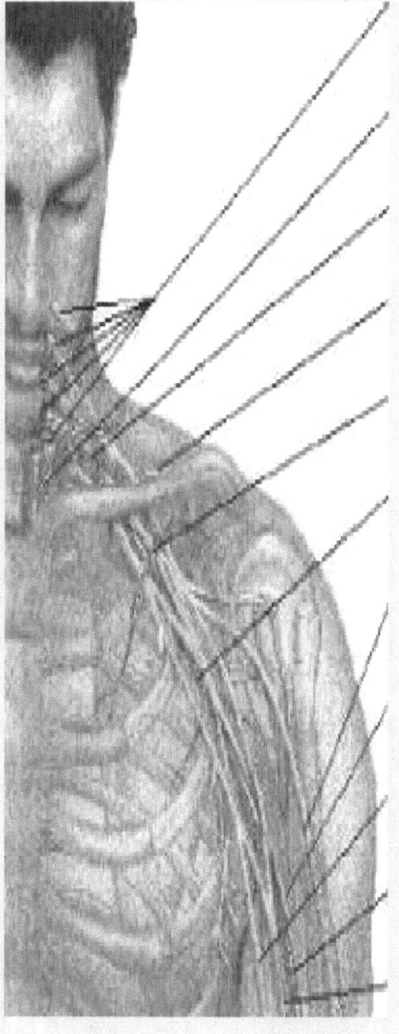

- FÉRULAS

- ENYESADOS

- TRACCIONES

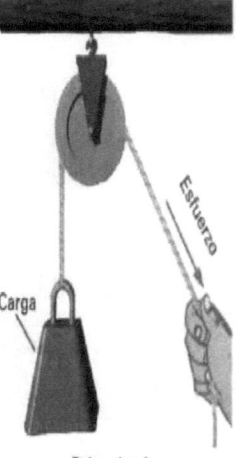

Esfuerzo

Carga

Polea simple.

CLASES DE VENDAS

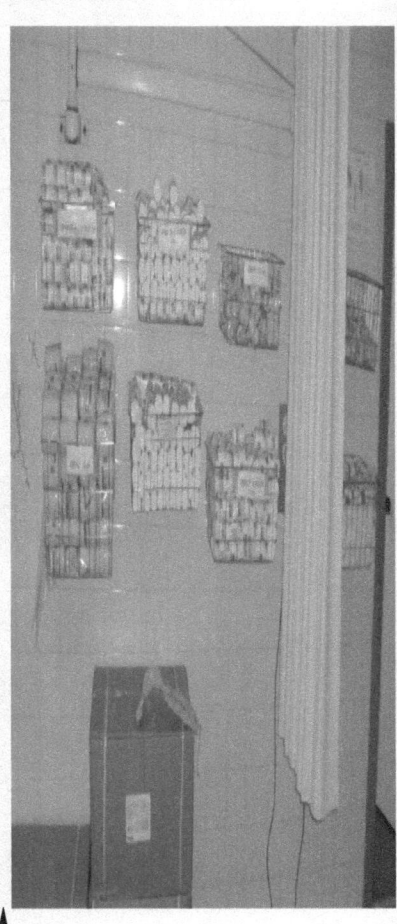

- DE ALGODÓN
- DE PAPEL
- TUBULAR ALGODÓN
- VENDA DE GASA
- ELÁSTICA:

-ADHESIVA

-ALGODÓN

TIPOS VENDAJES

- VENDAJE CIRCULAR
- VENDAJE EN ESPIRAL(INVERTIDA)
- VENDAJE EN OCHO
- VENDAJE DE VUELTA RECURRENTE

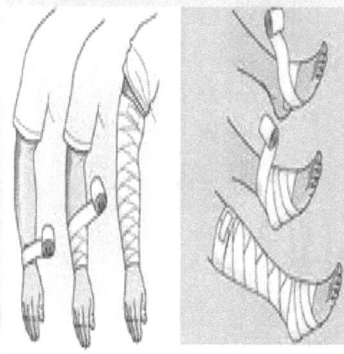

vendaje espiral en pierna y antebrazo.

VENDAJES MÁS UTILIZADOS

- CHARPA
- CRUZADO POSTERIOR HOMBROS
- VELPAU O INMOVILIADOR HOMBRO
- VENDAJE TOBILLO
- VENDAJE MUÑECA
- COMPRESIVO DE RODILLA
- SINDACTILIA O EMBRINCADO

CHARPA

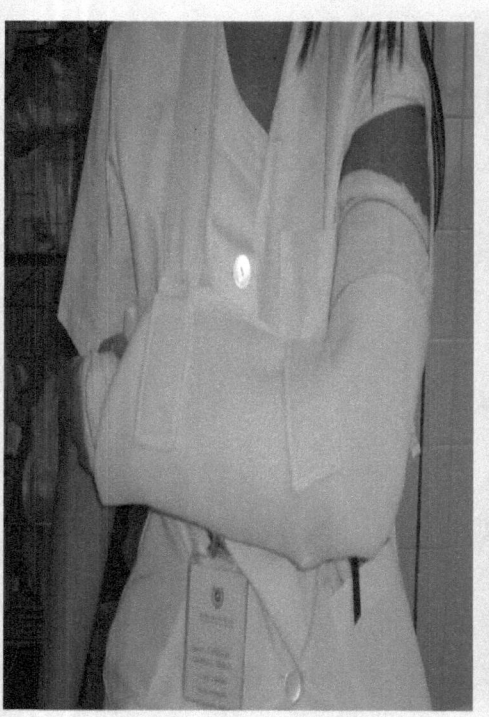 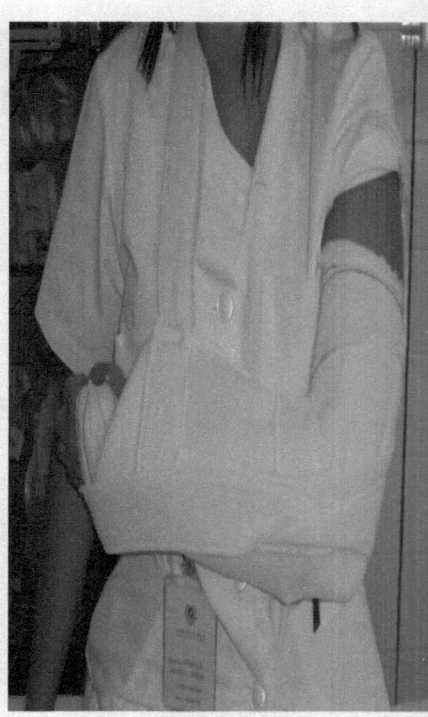

CRUZADO POSTERIOR HOMBROS

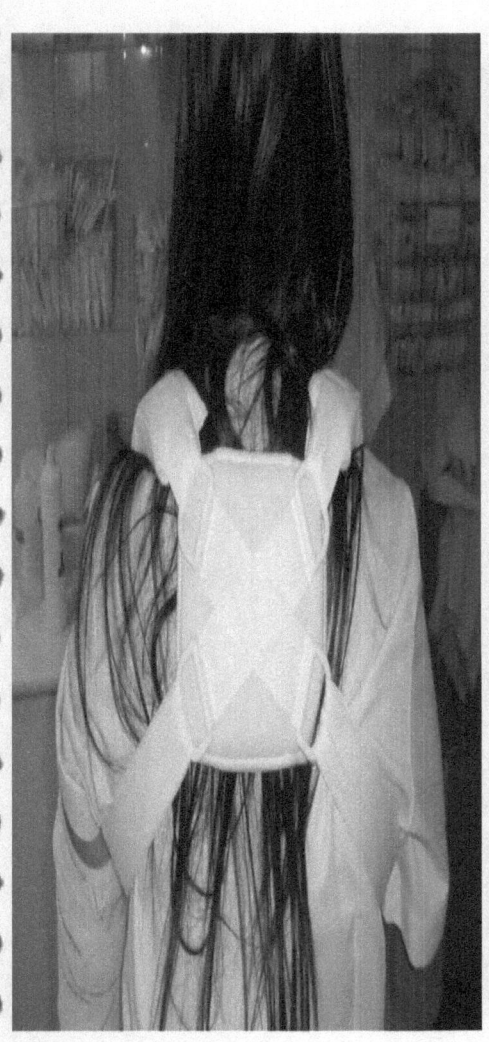
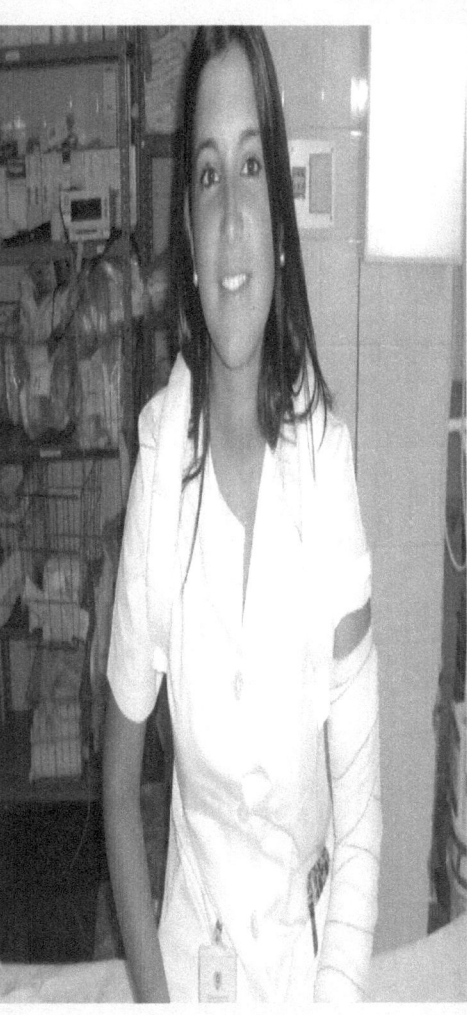

FÉRULAS

- FERULA TEMPORAL

(Neumáticas..)

- FERULA INMOVILIZACIÓN

(yesos)

- FÉRULAS POSICIONALES

(férula braun)

ENYESADOS

- OBJETIVOS:

- INMOVILIZAR Y SOSTENER FRAGMENTOS ÓSEOS
- COMPRESIÓN UNIFORME TEJIDOS BLANDOS
- CORREGIR Y PREVENIR DEFORMIDADES
- INMOVILIZACIÓN TEMPRANA (ESTABILIDAD ARTICULAR)

TÉCNICA COLOCACIÓN YESO

- deshidratación

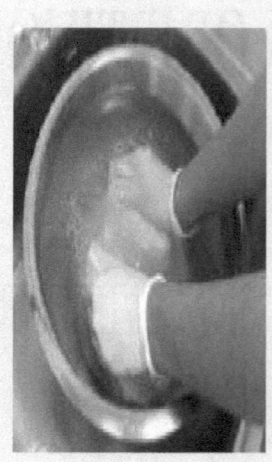

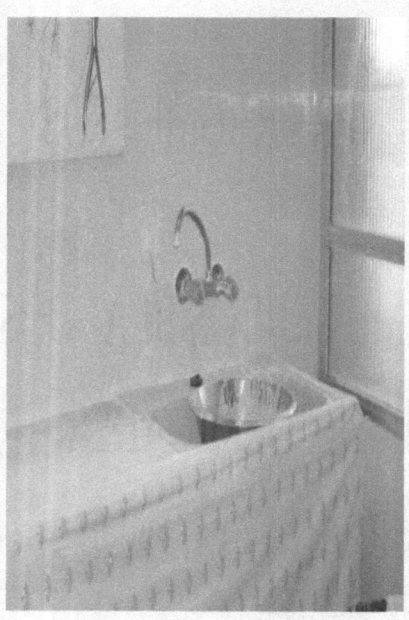

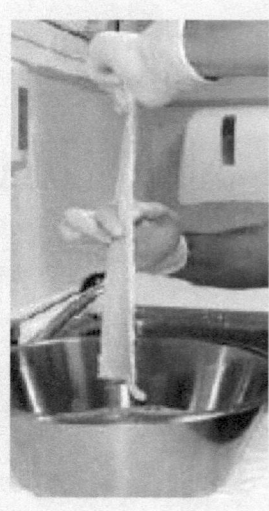

TÉCNICA APERTURA Y RETIRADA YESOS

- TIJERAS Y CIZALLAS
- DISTRACTOR (ABREYESOS)
- CIERRA ELÉCTRICA

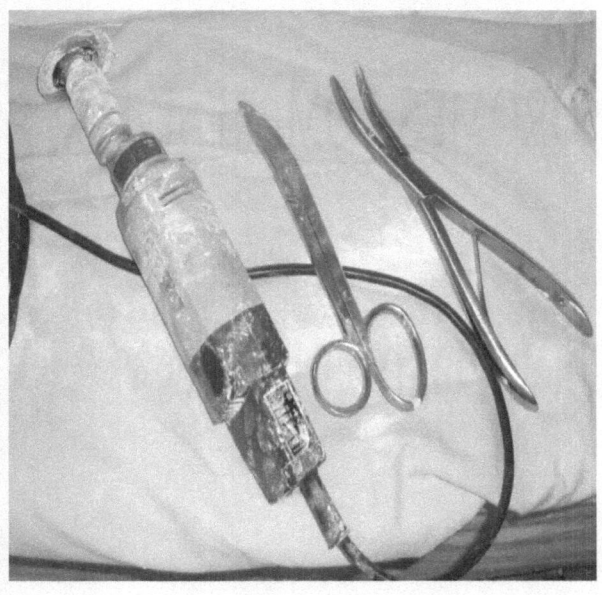

COMPLICACIONES YESOS

- PERDIDA REDUCCIÓN

- ESCARAS Y ÚLCERAS

- SIMDROMES COMPRESIVOS (* frecuente)

- ANQULILOSIS. (rigideces)

TRACCIONES

- TRACCION MANUAL

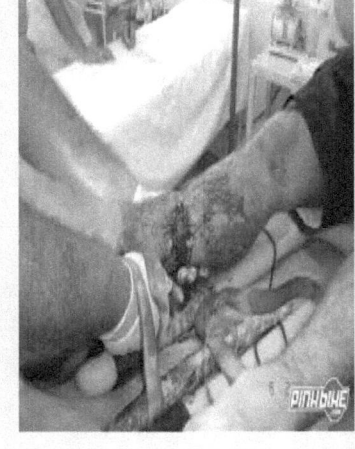

- TRACCIÓN BLANDA O CUTÁNEA

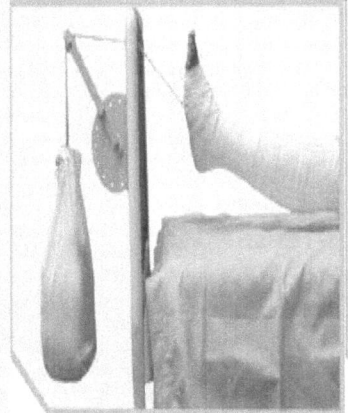

- TRACCIÓN ESQUELETICA

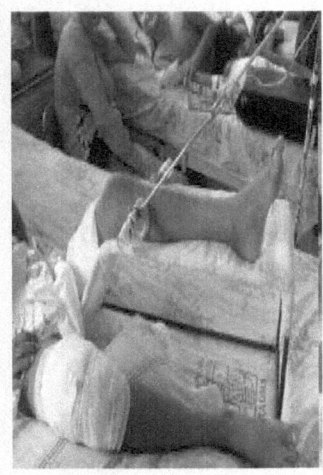

FUNDAMENTOS
TRACCIONES

- REDUCIR E INMOVILIZAR

- ALIVIAR Y PREVENIR ESPASMOS

- EVITAR DEFORMIDADES Y CONTRACTURAS

- MANTENER REPOSO

CUIDADOS DEL PACIENTE CON TRACCIÓN 0940

- Examen neuro-vascular

- Edema (mida la extremidad)

- Dolor

- Cambios de posición nic.0840

- Liberación tracción blanda

- Fomente ejercicio act. Nic 0200

FRACTURA TIBIA Y PERONÉ

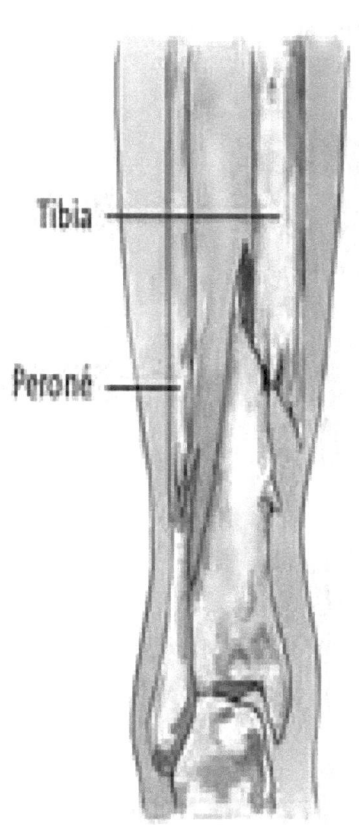

Tibia

Peroné

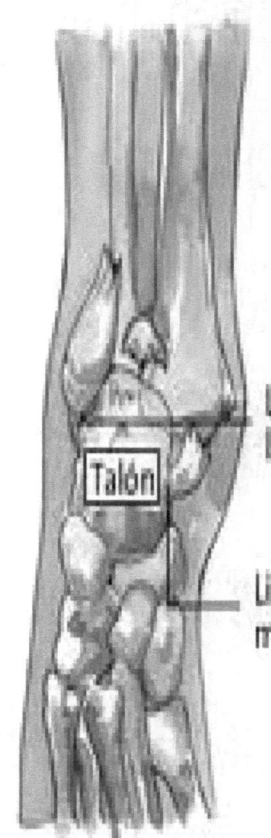

Talón

Ligamento lateral

Ligamento medio

LESIONES TOBILLO

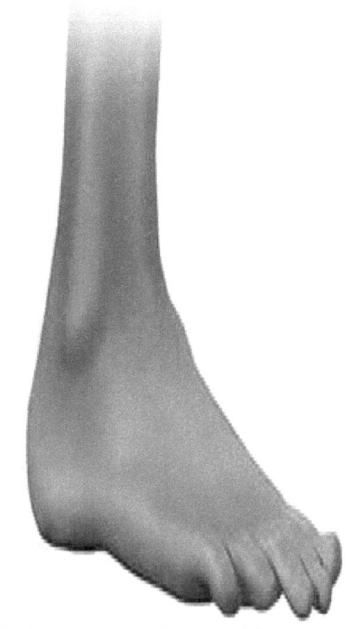

lesiones ligamentosas

ESGUINCES I,II,III

FX Tibia/peroné

- TTO: Vendaje funcional
- férula posterior o bota yeso

LESIONES PIE

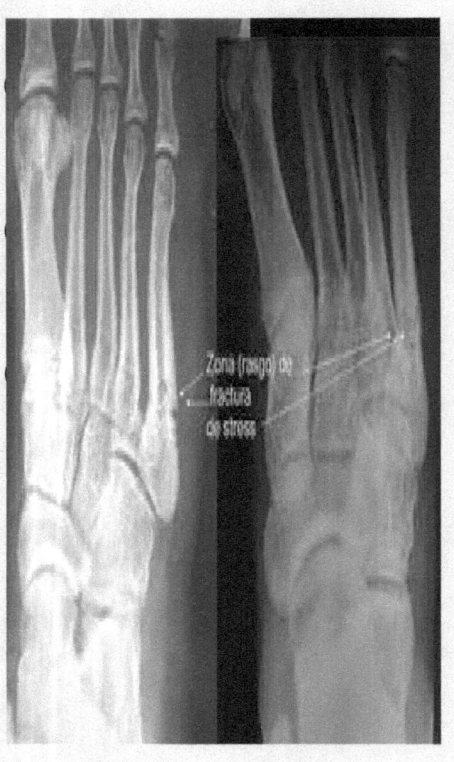

Zona (rasgo) de
fractura
de stress

fx. Astrágalo

fx. Calcáneo

fx. Metatarsianos

- TTO: férula posterior
- sindactilia

BIBLIOGRAFIA

– manual vendajes.qxd - Biblioteca Digital CECOVA

www.bibliotecadigitalcecova.com/contenido/revistas/.../manual_4.pdf

-

– fracturas: conceptos generales y tratamiento - AO Foundation

https://www2.aofoundation.org/AOFileServer/PortalFiles?

-**Inmovilizaciones, órtesis y tracciones. - EnfermeriaUA0812**

*enfermeriaua0811.wetpaint.com/.../Inmovilizaciones,+órtesis+y+**tracc**...*